TABLEAUX DES CALORIES

sels minéraux-vitamines
protides-lipides-glucides

Anne NOEL,

Diététicienne.

Photos : J.L. Syren / S.A.E.P.

La coordination de cet ouvrage est assurée
par Paulette Fischer.

EDITIONS S.A.E.P.
INGERSHEIM 68000 COLMAR

Bien manger c'est bien sûr manger des aliments agréables au goût, préparés avec soin...

C'est aussi se nourrir de façon équilibrée.

Perdre du poids, conserver ou retrouver sa forme, passe par un contrôle calorique des aliments.

Et dans ce domaine, que d'idées reçues qu'il est bon de dépasser si l'on souhaite suivre efficacement un régime quel qu'il soit, ou tout simplement si l'on désire compenser "un excès de la veille".

Par leur présentation simple et pratique "Les tableaux des calories" vous permettront de mieux maîtriser votre alimentation et de mieux l'adapter à vos besoins tant qualitatifs que quantitatifs.

QUELQUES PRINCIPES DIETETIQUES

Les constituants de l'alimentation sont l'eau, les matières énergétiques (glucides ou hydrates de carbone, lipides ou graisses, protides ou protéines), les vitamines et les éléments minéraux.

Les matières énergétiques servent à alimenter les besoins en énergie de l'organisme.

La valeur énergétique des aliments s'exprime en calories. La calorie ou Kcal est équivalente à 4,18 joules (le joule est une unité internationale).

Quel que soit le travail effectué, le bon fonctionnement de l'organisme requiert un minimum quotidien de calories. Ce minimum se rapporte essentiellement aux fonctions circulatoires et respiratoires, à la déperdition d'énergie due aux mouvements, à la digestion et au maintien de la température du corps.

Selon l'état physiologique de l'organisme, l'alimentation devra satisfaire deux types de besoins : l'un, constant répond aux besoins d'entretien, l'autre correspond à des besoins spécifiques (besoins de croissance, la lactation, la gestation, le sport de compétition, le travail de force).

Les glucides

Les glucides sont les premières réserves énergétiques de l'organisme.

Le métabolisme des glucides est contrôlé par différentes hormones dont la plus importante est l'insuline. Elle est produite par le pancréas.

Nécessaire à la pénétration du glucose dans les cellules, l'insuline permet de réguler le taux de sucre sanguin (glycémie).

1 g de glucide apporte 4 Kcal.

Les lipides

La qualité alimentaire des graisses dépend essentiellement de la nature des acides gras qui les composent.

Certains acides gras se montrent indispensables à l'équilibre alimentaire.

En effet l'organisme est incapable d'en assurer la synthèse.

Les lipides sont les constituants les plus énergétiques de l'alimentation. Ils sont également des vecteurs de vitamines (A, D, E, K), on les appelle les vitamines liposolubles.

Les lipides permettent de constituer une importante forme de stockage énergétique.

1 g de lipide apporte 9 Kcal.

Les protéines

Encore appelées "aliments bâtisseurs", elles sont la charpente de la matière vivante et assurent la croissance. Les protéines sont composées d'acides aminés dont certains ne peuvent pas être synthétisés par l'organisme. Une quantité minimum de protéines est nécessaire journellement, notre organisme est incapable de les stocker.

1 g de protéines apporte 4 Kcal.

Les éléments minéraux

Ils sont composés de sels minéraux et d'oligo-éléments.

Les sels minéraux

Les besoins en sels minéraux se trouvent habituellement couverts par notre alimentation.

Les sels minéraux sont :
- le sodium,
- le potassium,
- le magnésium,
- le calcium,
- le phosphore,
- le soufre,
- le chlore.

Les besoins en magnésium ne sont pas toujours couverts. En effet, l'intensification des cultures ne permet pas l'absorption du magnésium par les aliments.

Les oligo-éléments

Ce sont des sels minéraux dont la présence est indispensable en quantité très faible.

Ce sont :
- l'iode,
- le cuivre,
- le fer,
- le cobalt,
- le manganèse,
- le molybdène,
- le sélénium,
- le zinc,
- le fluor.

Les vitamines

Indispensables compléments des échanges vitaux, ce sont des substances que l'organisme est incapable de synthétiser. Elles doivent être apportées régulièrement et en quantité harmonieuse par l'alimentation.

On les classe selon leur solubilité dans l'eau (vitamines hydrosolubles) ou selon leur solubilité dans les graisses (vitamines liposolubles).

Seules trois vitamines sont synthétisées par des bactéries intestinales : les vitamines K, B12 et H.

VITAMINES HYDROSOLUBLES

	Rôle	Conséquence de la carence
Vitamine B1 ou Thiamine	Vitamine du métabolisme des glucides - anti-névritique - anti-béribérique.	Polynévrites, oedèmes, myocardites, béri béri.
Vitamine B2 ou Riboflavine	Intervient dans le métabolisme des protides, des lipides, des glucides.	Lésions des lèvres, des muqueuses buccales, de la langue, des yeux.
Vitamine B6 ou Piridoxine	Intervient dans le métabolisme des acides aminés.	Lésions cutanées, convulsions, polynévrites.
Vitamine B12 ou Cobalamine	Vitamine anti-anémique.	Anémies de Biermer, glossite, douleurs d'origine neurologique.
Vitamine P.P. ou Acide nicotinique	Anti-pellagreuse.	Maladie du cuir chevelu, pellagre.
Vitamine C	Antiscorbutique.	Scorbut, stimule les défenses naturelles de l'organisme.

VITAMINES LIPOSOLUBLES

	Rôle	Conséquence de la carence
Vitamine A ou Rétinol	Vitamine de la croissance, améliore la vision.	Cécité, vitamine de la croissance.
Vitamine D ou Calciférol	Vitamine anti-rachitisme.	Rachitisme, hypoparathyroïdie.
Vitamine E ou Tocophérol	Antioxydant surtout de la vitamine A.	Stérilité, anémie hémolytique du nouveau-né.
Vitamine K ou Ménodione	Vitamine anti-hémorragique.	Hémorragie par avitaminose K.

Age et alimentation

Notre alimentation varie selon l'âge et selon notre activité.

Les distinctions d'âge les plus fréquentes sont :
- enfants,
- adolescents,
- adultes,
- personnes âgées.

Les activités sont classées en 3 catégories :
- sédentaire,
- activité physique moyenne,
- travail de force.

APPORTS NUTRITIFS QUOTIDIENS SOUHAITABLES EN FONCTION DE L'ACTIVITÉ
Hommes adultes

	Calories	Matières énergétiques en g.					Eau en litres	Éléments minéraux en Mg.								Vitamines en Mg.						
		Prot. ani.	Prot. végét.	Prot. totales	Lip.	Glu.		Ca	P	Mg	Na	K	Fe	Iode	Zinc	Vit. A	Carotène	Vit. D	Vit. C	Vit. B1	Vit. B2	Vit. B3
HOMMES sédentaires travail physique faible	2200 à 2700	40 à 45	35 à 45	75 à 90	55 à 65	370 à 460	2,2 à 2,7	800 à 900	1200 à 1400	320 à 370	4000 à 4800	3200 à 3900	18 à 20	0,3 à 0,4	20 à 25	0,2 à 0,4	2 à 2,5	0,003 à 0,010	70 à 80	1,3 à 1,8	2 à 2,5	20
HOMMES travail physique moyen	2700 à 3200	40 à 55	40 à 45	80 à 100	65 à 75	460 à 600	2,7 à 3,5	1000 à 1200	1500 à 1800	450 à 500	5200 à 6000	4200 à 4800	23 à 26	0,4 à 0,5	25 à 30	0,2 à 0,4	2,5 à 3	0,003 à 0,010	90 à 110	1,7 à 2	2,6 à 3,2	25 à 30
HOMMES travail de force	3400 à 5300	50 à 65	40 à 55	90 à 120	80 à 90	600 à 1000	3,5 à 5	1400 à 1600	2000 à 2400	540 à 730	6400 à 8000	5000 à 6400	30 à 45	0,5 à 0,7	30 à 45	0,2 à 0,4	3 à 3,5	0,003 à 0,010	130 à 150	2,5 à 3	3,8 à 4,5	25 à 30

Na = Sodium.   Ca = Calcium.   P = Phosphore.   Mg = Magnésium.   K = Potassium.   Fe = Fer.

FEMMES adultes

	Calories	Matières énergétiques en g.					Eau en litres	Eléments minéraux en Mg.								Vitamines en Mg.						
		Prot. ani.	Prot. végét.	Prot. totales	Lip.	Glu.		Ca	P	Mg	Na	K	Fe	Iode	Zinc	Vit. A	Carotène	Vit. D	Vit. C	Vit. B1	Vit. B2	Vit. B3
FEMMES sédentaires travail physique faible	2000 à 2400	40 à 45	30 à 35	70 à 80	50 à 60	320 à 400	2 à 2,5	800 à 900	1000 à 1200	250 à 300	3000 à 4000	2700 à 3200	20 à 25	0,25 à 0,30	15 à 20	0,2 à 0,4	1,5 à 2	0,003 à 0,010	60 à 70	1,2 à 1,4	1,8 à 2	15 à 20
FEMMES travail physique moyen	2400 à 3000	40 à 45	40 à 45	80 à 90	60 à 70	400 à 530	3 à 3,5	900 à 1200	1400 à 1600	400 à 500	5000 à 6000	4000 à 5000	25 à 30	0,3 à 0,4	25 à 30	0,2 à 0,4	2 à 2,5	0,003 à 0,010	80 à 100	1,5 à 2	2,5 à 3	18 à 25
FEMMES enceintes	2200 à 2800	45 à 65	35 à 45	80 à 110	65 à 80	320 à 440	3 à 3,5	1500 à 2500	1500 à 2500	370 à 450	4800 à 5200	3900 à 4200	25 à 35	0,3 à 0,4	30 à 40	0,3 à 0,5	2,5 à 3	0,01	100 à 150	1,5 à 2	2,5 à 3	20 à 25
FEMMES allaitantes	2900 à 3600	55 à 95	45 à 55	100 à 150	80 à 100	450 à 600	3 à 3,5	2000 à 2500	2500 à 3500	400 à 500	4800 à 5200	4000 à 5000	25 à 35	0,3 à 0,4	30 à 40	0,3 à 0,5	2,5 à 3	0,01	100 à 150	1,5 à 2	2,5 à 3	20 à 25

Na = Sodium.   Ca = Calcium.   P = Phosphore.   Mg = Magnésium.   K = Potassium.   Fe = Fer.

APPORTS NUTRITIFS QUOTIDIENS SOUHAITABLES POUR LES ADOLESCENTS
Garçons

	Calories	Matières énergétiques en g.					Eau en litres	Eléments minéraux en Mg.								Vitamines en Mg.						
		Prot. ani.	Prot. végét.	Prot. totales	Lip.	Glu.		Ca	P	Mg	Na	K	Fe	Iode	Zinc	Vit. A	Carotène	Vit. D	Vit. C	Vit. B1	Vit. B2	Vit. B3
10 à 12 ans	1800 à 2500	30 à 35	30	60 à 65	55	340 à 440	1,8 à 2,5	1000 à 1200	1100 à 1300	250 à 300	3000 à 4000	2500 à 3000	20 à 30	0,4	20 à 30	0,6	2,5 à 3,5	0,003 à 0,010	50	1 à 2	2 à 3	15 à 20
12 à 15 ans	2500 à 3500	35 à 50	30 à 45	65 à 95	65	440 à 640	2,5 à 3,5	1200 à 1400	1300 à 1500	300 à 400	4000 à 5000	3000 à 4000	20 à 30	0,4	20 à 30	0,6	2,5 à 3,5	0,003 à 0,010	50	1 à 2	2 à 3	15 à 20
15 à 20 ans	3500 à 3800	50 à 55	35 à 45	85 à 100	75	640 à 680	3,5 à 3,8	1400 à 1600	1500 à 1700	400 à 450	5000 à 6000	4000 à 4500	20 à 30	0,4	20 à 30	0,6	2,5 à 3,5	0,003 à 0,010	50	1 à 2	2 à 3	15 à 20

Na = Sodium.   Ca = Calcium.   P = Phosphore.   Mg = Magnésium.   K = Potassium.   Fe = Fer.

Filles

	Calories	Matières énergétiques en g.					Eau en litres	Eléments minéraux en Mg.								Vitamines en Mg.						
		Prot. ani.	Prot. végét.	Prot. totales	Lip.	Glu.		Ca	P	Mg	Na	K	Fe	Iode	Zinc	Vit. A	Carotène	Vit. D	Vit. C	Vit. B1	Vit. B2	Vit. B3
9 à 11 ans	1800 à 2400	30 à 40	30 à 35	60 à 75	55	300 à 400	1,8 à 2,4	1000 à 1200	1100 à 1300	250 à 300	3000 à 4000	2500 à 3000	20 à 30	0,4	20 à 30	0,6	2,5 à 3,5	0,003 à 0,010	40	1 à 1,6	1,5 à 2,5	10 à 15
11 à 13 ans	2400 à 2900	45	35 à 40	80 à 85	60	400 à 500	2,4 à 2,9	1200 à 1350	1300 à 1450	300 à 350	4000 à 4500	3000 à 3500	20 à 30	0,4	20 à 30	0,6	2,5 à 3,5	0,003 à 0,010	50	1 à 1,6	1,5 à 2,5	10 à 15
13 à 18 ans	2900 à 3200	45 à 50	40	85 à 90	70	500 à 550	2,9 à 3,2	1400 à 1500	1500 à 1600	350 à 400	4500 à 5000	3500 à 4000	20 à 30	0,4	20 à 30	0,6	2,5 à 3,5	0,003 à 0,010	50	1 à 1,6	1,5 à 2,5	10 à 15

Na = Sodium.   Ca = Calcium.   P = Phosphore.   Mg = Magnésium.   K = Potassium.   Fe = Fer.

APPORTS NUTRITIFS QUOTIDIENS SOUHAITABLES
Jeunes enfants

	Calories	Matières énergétiques en g.					Eau en litres	Éléments minéraux en Mg.								Vitamines en Mg.						
		Prot. ani.	Prot. végét.	Prot. totales	Lip.	Glu.		Ca	P	Mg	Na	K	Fe	Iode	Zinc	Vit. A	Carotène	Vit. D	Vit. C	Vit. B1	Vit. B2	Vit. B3
1 à 2 ans	750 à 900	15 à 20	5 à 10	20 à 30	32	100 à 130	0,8 à 1	600 à 700	500 à 600	60 à 80	300 à 400	900 à 1000	5 à 10	0,4	1 à 2	0,20 à 0,40	0,2 à 0,4	0,0008 à 0,0010	30 à 60	0,4	0,5 à 0,7	4 à 8
2 à 4 ans	1000 à 1200	20 à 23	10 à 12	30 à 35	32	200 à 250	1 à 1,2	700 à 750	650 à 700	100 à 150	1500 à 2000	1000 à 1500	8 à 10	0,4	8 à 10	0,20 à 0,40	1 à 2	0,001 à 0,002	40 à 60	0,5 à 1	1 à 1,5	6 à 12
4 à 6 ans	1200 à 1500	20 à 25	15	35 à 40	34	200 à 250	1,2 à 1,5	750 à 850	650 à 800	150 à 200	1600 à 2400	1500 à 2000	8 à 10	0,4	8 à 10	0,25 à 0,30	1 à 2	0,001 à 0,002	40 à 60	0,8	1,5	9 à 13
6 à 10 ans	1500 à 2000	25 à 30	20 à 25	45 à 55	38	300 à 340	1,5 à 2	850 à 950	850 à 950	200 à 250	2500 à 3000	2000 à 2500	10 à 15	0,4	10	0,30 à 0,45	1 à 2	0,001 à 0,002	40 à 60	1	1,5	10 à 14

Na = Sodium.   Ca = Calcium.   P = Phosphore.   Mg = Magnésium.   K = Potassium.   Fe = Fer.

APPORTS NUTRITIFS QUOTIDIENS SOUHAITABLES
Personnes du troisième âge

	Calories	Matières énergétiques en g.					Eau en litres	Éléments minéraux en Mg.								Vitamines en Mg.						
		Prot. ani.	Prot. végét.	Prot. totales	Lip.	Glu.		Ca	P	Mg	Na	K	Fe	Iode	Zinc	Vit. A	Carotène	Vit. D	Vit. C	Vit. B1	Vit. B2	Vit. B3
Hommes et femmes activités moyennes	2000 à 2400	35 à 40	35	70 à 75	50	320 à 420	2 à 2,5	700 à 800	1000 à 1200	250 à 300	3000 à 4000	2500 à 3200	16	0,20 à 0,30	15 à 20	0,2 à 0,3	0,7	0,003	60 à 70	1 à 1,3	1,5 à 2	14
Hommes et femmes travailleurs physiques	2400 à 2800	40 à 45	40	80 à 85	50	420 à 480	2,4 à 2,8	800 à 900	1200 à 1300	320 à 350	4000 à 4500	3200 à 3500	18	0,30 à 0,35	20 à 25	0,2 à 0,3	0,7	0,003	70 à 80	1,3 à 1,7	2 à 2,5	16
Vieillards hommes et femmes sédentaires	1800 à 2200	30 à 35	35	65	45	300 à 400	2 à 2,5	800 à 1000	900 à 1000	250 à 300	3000 à 3500	2500 à 3000	15	0,20 à 0,25	15 à 20	0,2 à 0,3	1	0,003	50 à 60	1 à 1,2	1,4 à 1,8	12

Na = Sodium.   Ca = Calcium.   P = Phosphore.   Mg = Magnésium.   K = Potassium.   Fe = Fer.

Conseils pratiques pour les sportifs
(hors compétition)

Les apports nutritifs quotidiens souhaitables sont identiques au travailleur de force.

Quelques conseils qui permettront d'améliorer vos performances :
- avoir un régime alimentaire équilibré,
- éviter les boissons alcoolisées et le tabac,
- les boissons peu digestes : limonades, sodas et les boissons gazeuses,
- éviter tout repas au moins trois heures avant un effort physique,
- augmenter la quantité d'eau pour suppléer aux pertes dues à la transpiration.

Dépense calorique selon l'activité physique en Kcal/heure

65	sommeil
77	éveillé et couché
100	assis au repos
105	lire
110	balayer
115	coudre et tricoter
120	écrire et chanter
140	dactylographier
145	repasser et faire la vaisselle
160	peindre
200	marche lente
290	gymnastique
410	bicyclette
500	nager, marcher en montagne
550	escalader
600	courir, ski de fond, ski de compétition.

Le poids idéal

Le poids idéal varie selon les individus.
Le poids adulte est atteint vers la vingt-cinquième année. C'est le moment où la taille est stable et l'ossification est terminée.

POIDS IDEAL DE L'HOMME A 25 ANS

Taille	Ossature fine	Ossature moyenne	Ossature forte
150	49 - 53	53 - 57	57 - 62
152,5	50 - 54	53,5 - 57,5	57 - 63
155	51 - 55	54,5 - 58,5	58 - 64
157,5	52 - 57	56,5 - 60,5	60 - 65
160	53 - 58	57 - 61	61 - 67
162,5	55 - 59	59 - 63	63 - 69
165	56,5 - 61	60 - 65	64,5 - 71
167,5	58 - 62	62 - 66	66,5 - 73
170	60 - 64,5	63,5 - 68,5	68 - 75
172,5	61,5 - 66	65 - 71	70 - 77
175	63,5 - 69	67,5 - 73	72 - 80
177,5	65,5 - 70,5	70 - 75,5	74,5 - 82
180	67,5 - 73	71,5 - 78,5	77 - 85,5
182,5	70 - 75,5	74 - 81	80 - 88
185	72,5 - 78	76 - 84	82 - 91,5
188	75 - 81	79 - 87	85 - 94,5
191	78 - 84	82 - 90	88 - 98

On peut ajouter 1 kg par dizaine d'années.

POIDS IDEAL DE LA FEMME A 25 ANS

Taille	Ossature fine	Ossature moyenne	Ossature forte
142,5	45 - 49	48 - 52	51 - 56,5
145	46 - 49,5	49 - 53	52 - 57,5
147,5	47 - 50,5	50 - 54	53 - 58,5
150	47,5 - 51	50,5 - 55	54 - 60
152,5	48 - 52	51,5 - 56	55 - 61
155	50 - 53	53 - 57	56,5 - 62
157,5	51 - 55	54 - 59	58 - 64
160	52 - 56	55,5 - 61	59,5 - 66
162,5	54 - 58	57 - 62,5	61 - 68
165	55,5 - 60	59 - 64	63 - 69,5
167,5	57 - 61	60,5 - 66,5	65 - 71,5
170	59 - 63	62,5 - 68	67 - 73,5
172,5	60 - 64,5	64 - 70	68,5 - 76
175	61,5 - 66	65,5 - 71	70 - 77
178	63 - 68	67,5 - 73	72 - 79
180	64,5 - 69,5	69 - 75	73 - 81

On peut ajouter 1 kg par dizaine d'années et 1 kg par enfant.

QUELS ALIMENTS CHOISIR ?

VIANDES, ABATS, CHARCUTERIES

Il faut savoir que ni la couleur, ni la finesse d'un morceau ne détermine son pouvoir nutritif.

Le bœuf

Plusieurs éléments permettent d'apprécier sa qualité : la couleur, la consistance, l'odeur et la teneur en graisses.

La viande de bœuf est particulièrement digestible.

Le veau

Le veau est un peu moins digestible que le bœuf. L'animal est nourri au lait si la chair du veau est blanche.

Le porc

Sa digestibilité dépend de sa richesse en graisses. Il ne peut être consommé cru sans risque de parasitose.

Le mouton, l'agneau

Sa couleur permet d'apprécier sa qualité. Comme le porc, sa digestibilité dépend de sa teneur en matières grasses.

Le cheval

Le cheval est une viande maigre et digeste.

Les volailles

La viande de volaille est maigre et très digeste, si on exclut la peau. Le pigeon présente les mêmes avantages que le poulet. Par contre canard et oie sont peu digestes en raison de leur teneur élevée en matières grasses.

Le gibier

Ce sont des viandes maigres peu digestes quand elles sont préparées en marinade.

Les charcuteries

Aliments très riches en calories, compte-tenu de leur richesse en matières grasses.

Seules certaines charcuteries sont plus digestes et moins caloriques : jambon blanc, jambon cru, galantine, fromage de tête.

Les abats

Aliments dont la digestibilité varie en fonction de la préparation. Eviter les sauces grasses qui accompagnent souvent la préparation des abats. Ils sont riches en cholestérol, fer et acide urique. Leur consommation devra être limitée pour les personnes ayant tendance à l'hypercholestérolémie et à la goutte.

POISSONS, MOLLUSQUES ET CRUSTACES

Les poissons de mer et d'eau douce sont riches en protéines et pauvres en graisses et en fibres. Cela leur confère une haute digestibilité.

Les signes de qualité :
- odeur fraîche,
- peau brillante,
- écailles bien fixées,
- chair ferme, blanche et élastique.

Les crustacés, mollusques et coquillages

Ils sont riches en protéines, pauvres en graisses et riches en sels minéraux. Très digestes.

Ils sont susceptibles de provoquer des allergies.

LES PRODUITS LAITIERS

Le lait

C'est un aliment complet. Toutefois la composition du lait varie en fonction de la saison, des animaux et de la région.

La crème

La crème du lait présente les mêmes qualités que le lait avec une teneur plus importante en matières grasses. Elle est bien tolérée sauf par les vésicules biliaires sensibles.

Le yaourt

C'est un produit de fermentation lactique. Sa richesse en acide lactique combat les troubles intestinaux (colites, diarrhées...).

Les fromages

Le fromage est obtenu par coagulation du lait, blocage de l'acidité et affinage.

On classe les fromages selon leur teneur en matières grasses et selon leur consistance.

Plus le fromage sera gras, moins il sera digeste.

Les produits laitiers sont particulièrement intéressants par leur richesse en calcium. Les personnes ayant un régime limité en sel devront consommer le fromage avec modération.

LES OEUFS

L'œuf de poule est considéré comme la "protéine de référence" par les spécialistes. Sa composition en acides aminés est parfaite, de plus il est d'une valeur calorique moyenne. Sa digestibilité varie en fonction du type de cuisson. Les préparations les plus digestes sont l'œuf à la coque et l'œuf poché.

La qualité des œufs dépend des conditions d'élevage, notamment de l'alimentation des poules.

La coloration des coquilles n'a aucun rapport avec la valeur nutritive des œufs.

LES CEREALES ET DERIVES

Elles constituent une part importante de l'alimentation humaine. Les céréales les plus consommées sont le blé et le riz.

Le pain est un aliment très digeste. Toutefois le pain rassis est encore plus digeste.

Les pâtes alimentaires sont moins caloriques que le pain.

Le riz est très riche en amidon, pauvre en protéines et en matières grasses. Il convient tout particulièrement à des régimes limités en protéines.

LES LEGUMES

Les légumes sont particulièrement riches en fibres.

Ils conviennent parfaitement pour les régimes pauvres en calories et facilitent le transit intestinal.

Il est nécessaire de les mâcher soigneusement lorsqu'ils sont consommés crus.

La digestibilité des légumes est variable. Certains sont sources de ballonnements et ne conviennent guère aux personnes ayant des troubles digestifs (choux, salsifis, petits pois...).

Les légumes secs

Ces aliments sont très riches en protéines. Ils jouent un rôle fort utile pour compléter l'apport protéinique lorsque la consommation d'aliments d'origine animale est faible.

Leur digestibilité est souvent médiocre à cause de la teneur élevée en cellulose.

LES FRUITS

Ils sont la source principale de la vitamine C. Il est donc recommandé de les consommer de préférence crus. Ils sont riches en potassium. Afin d'éliminer les traces de pesticides, il est conseillé de les laver soigneusement ou de les peler avant consommation.

LES CORPS GRAS

Le beurre consommé cru est le corps gras le plus digeste.

Les graisses ne représentent pas uniquement une source d'énergie, mais aussi une source de vitamines importante. Il est indispensable de tenir compte de leur composition. En effet les acides gras dits essentiels (ou indispensables) sont vitaux sur le plan fonctionnel. De ce point de vue, les huiles et les margarines végétales sont particulièrement intéressantes dans leur composition.

LE SUCRE ET DERIVES

Les sucres simples connaissent une croissance importante sur le marché, qui n'est pas justifiée sur le plan nutritionnel.

On les appelle aussi "les calories vides". De plus une consommation importante de produits sucrés augmente le besoin en protéines et en vitamines du groupe B.

LES BOISSONS

La seule boisson nécessaire à l'homme est l'eau.

Les autres boissons consommées font appel aux plaisirs gustatifs.

Les boissons alcoolisées

L'alcool est une importante source de calories.
1 g d'alcool apporte 7 Kcal.
Cet apport calorique ne peut être transformé en réserve énergétique, il est utilisé aussitôt au détriment des autres sources d'énergie.
Leur teneur en vitamines et en éléments minéraux est négligeable.
Le seul avantage des boissons alcoolisées, consommées à faible dose, sera de faciliter la digestion, par la présence de tanins.

Les boissons stimulantes

Elles n'apportent que peu d'intérêt sur le plan diététique, seul le plaisir. Elles peuvent toutefois stimuler les facultés intellectuelles.

Les sodas et les jus de fruits

Il faut attirer l'attention sur leur richesse en sucre.
Ils sont surtout consommés par les jeunes enfants et peuvent à long terme favoriser obésité, diabète et troubles digestifs.
Certaines de ces boissons contiennent des excitants à des taux comparables à ceux présents dans le café.

Une alimentation équilibrée fait appel à un large éventail d'aliments, dont la composition est très diversifiée.

TABLEAUX DE DES

Les aliments sont classés de la façon suivante :

- ❑ viandes, abats, charcuteries,
- ❑ poissons et autres animaux à sang froid,
- ❑ œufs,
- ❑ laits et dérivés,
- ❑ céréales et dérivés,
- ❑ légumes frais et dérivés,
- ❑ fruits,
- ❑ corps gras,
- ❑ sucres et dérivés,
- ❑ boissons,
- ❑ divers.

COMPOSITION ALIMENTS

❑ Toutes les valeurs sont données pour 100 g de denrées comestibles de l'aliment.

❑ Les tirets indiquent que nous ne connaissons pas la valeur correspondante.

❑ Les valeurs caloriques sont données à partir des bases suivantes :
- 1 g de protéines → 4 Kcal
- 1 g de lipides → 9 Kcal
- 1 g de glucides → 4 Kcal
- 1 g d'alcool → 7 Kcal.

❑ Les chiffres de protides, lipides et glucides sont donnés en grammes, alors que pour le sodium, potassium, magnésium et calcium, ils correspondent à des mg.

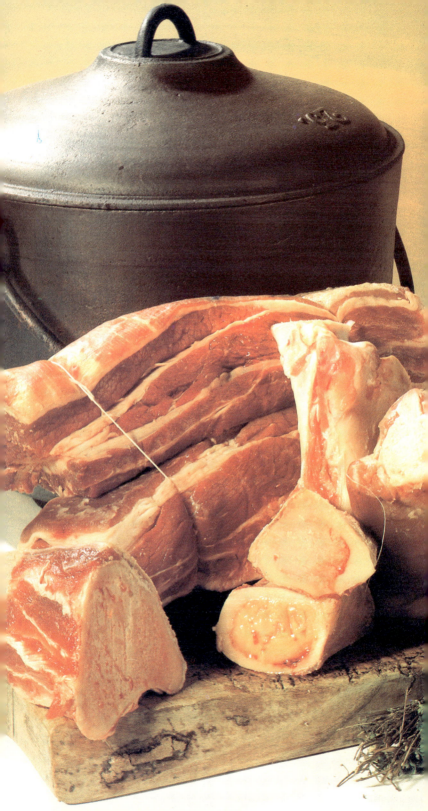

VIANDES - ABATS CHARCUTERIE

Pour 100 g d'aliments	Nombre de calories Kcal	en g			en mg			
		Protides	Lipides	Glucides	Sodium	Potassium	Magnésium	Calcium
❏ BOEUF								
Bœuf maigre	108	20,4	2,9	0,0	60	350	20	7
Bœuf mi-gras	238	20,3	17,4	0,0	90	324	19	9
Aloyau	266	17,0	22,0	0,0	-	-	-	10
Carbonade	223	18,6	16,5	0,0	95	348	18	12
Côte	257	17,0	21,0	0,0	93	318	-	11
Culotte	289	16,0	25,0	0,0	68	400	-	9
Filet	152	21,3	7,4	0,0	74	335	23	12
Noix	184	19,0	12,0	0,0	-	-	-	11
Paleron	216	18,0	16,0	0,0	-	-	-	11
- Abats								
Cervelle	130	10,0	9,0	2,0	120	300	11	10
Cœur	126	17,0	6,0	1,0	100	350	50	10

VIANDES - ABATS - CHARCUTERIE

Pour 100 g d'aliments	Nombre de calories Kcal	en g			en mg			
		Protides	Lipides	Glucides	Sodium	Potassium	Magnésium	Calcium
Foie	116	20,0	4,0	1,0	100	300	20	10
Langue	201	16,0	15,0	0,3	-	240	20	10
Poumon	89	16,0	2,5	0,6	-	-	-	-
Rognons	125	15,0	7,0	0,6	256	230	-	10
Tripes	94	19,0	2,0	0,7	-	20	-	10
Corned-beef	223	25,2	13,5	0,0	1300	85	-	25

❑ CHEVAL

Viande de cheval	110	21,0	2,0	1,0	45	330	20	12

❑ MOUTON

Côtelette	215	18,0	17,0	0,0	80	335	14	10
Epaule	289	16,0	25,0	0,0	90	300	17	9
Gigot	225	18,0	17,0	0,0	100	360	17	10

VIANDES - ABATS - CHARCUTERIE

Pour 100 g d'aliments	Nombre de calories Kcal	en g			en mg			
		Protides	Lipides	Glucides	Sodium	Potassium	Magnésium	Calcium
Filet	112	20,4	3,4	0,0	90	290	17	12
Poitrine	381	12,0	37,0	0,0	80	285	14	9
- Abats								
Cervelle	120	10,0	8,5	1,0	-	-	-	16
Cœur	157	17,0	9,5	1,0	-	-	-	-
Foie	132	21,0	4,0	3,0	-	-	-	8
Langue	264	14,0	22,0	2,5	100	280	15	13
Rognon	105	17,0	3,5	1,0	250	254	16	13
❏ **AGNEAU**								
Côtelette	330	15,0	30,0	0,0	90	350	14	15
Epaule	290	16,0	25,0	0,0	90	250	16	15
Gigot	225	18,0	18,0	0,0	80	380	16	16

VIANDES - ABATS - CHARCUTERIE

Pour 100 g d'aliments	Nombre de calories Kcal	Protides	Lipides	Glucides	Sodium	Potassium	Magnésium	Calcium
		en g			en mg			
- Abats								
Cervelle	112	12,0	8,0	0,0	125	270	20	12
Foie	132	21,0	4,0	3,0	-	-	-	8
Rognons	87	15,0	3,0	0,0	220	270	13	16
❑ VEAU								
Aloyau	175	19,0	11,0	-	95	340	14	12
Côtelette	168	19,0	10,0	-	93	370	16	13
Epaule	168	19,0	10,0	-	100	335	15	12
Filet	95	20,6	1,4	-	85	350	15	12
Jarret	183	19,0	12,0	-	115	300	16	12
Noix	160	19,0	9,0	-	105	320	16	13
- Abats								
Cervelle	120	9,0	9,0	1,0	100	300	15	11
Cœur	127	15,0	7,5	1,0	70	350	35	11

VIANDES - ABATS - CHARCUTERIE

Pour 100 g d'aliments	Nombre de calories Kcal	en g			en mg			
		Protides	Lipides	Glucides	Sodium	Potassium	Magnésium	Calcium
Foie	137	19,0	5,0	4,0	80	300	20	10
Langue	123	18,0	5,0	1,0	22	224	10	11
Ris	116	20,0	4,0	0,0	85	390	-	11
Rognons	123	17,0	6,0	0,2	220	270	13	10
❑ **PORC**								
Carré	330	15,0	30,0	0,0	65	315	24	10
Côte	330	15,0	30,0	0,0	62	300	-	8
Filet	290	16,0	25,0	0,0	60	152	-	10
Jambon frais	330	15,0	30,0	0,0	-	-	-	10
Jambon fumé	380	17,0	35,0	0,0	-	-	-	10
Lard	670	10,0	70,0	0,0	-	-	-	5
- **Abats**								
Cervelle	128	11,0	9,0	0,7	-	-	-	26
Cœur	115	17,0	5,0	0,5	-	-	-	35

VIANDES - ABATS - CHARCUTERIE

Pour 100 g d'aliments	Nombre de calories Kcal	en g			en mg			
		Protides	Lipides	Glucides	Sodium	Potassium	Magnésium	Calcium
Foie	135	21,0	5,0	1,5	110	330	21	10
Langue	209	17,0	15,5	0,5	160	280	24	11
Rognons	117	16,5	4,0	1,0	65	250	25	11
❏ **GIBIER A POILS**								
Cerf	120	20,0	4,0	0,6	61	330	29	7
Chevreuil	96	20,0	2,0	0,0	70	336	29	19
Lapin de garenne	133	22,0	5,0	0,0	47	382	29	22
Lièvre	132	28,0	2,0	0,5	50	400	29	21
Sanglier, marcassin	110	21,0	2,0	0,4	75	300	-	21
❏ **GIBIER A PLUMES**								
Canard sauvage	126	22,0	4,0	0,5	-	-	-	22
Faisan	108	22,0	2,0	0,5	100	410	-	22

VIANDES - ABATS - CHARCUTERIE

Pour 100 g d'aliments	Nombre de calories Kcal	en g			en mg			
		Protides	Lipides	Glucides	Sodium	Potassium	Magnésium	Calcium
Perdrix, perdreau	114	25,0	1,4	0,5	-	-	-	22

❏ VOLAILLES

Pour 100 g d'aliments	Nombre de calories Kcal	Protides	Lipides	Glucides	Sodium	Potassium	Magnésium	Calcium
Canard domestique	322	16,0	28,6	0,0	78	292	20	11
Magret de canard	198	22,0	12,2	0,0	85	285	15	10
Dinde	268	20,0	16,0	0,0	66	360	28	23
Dindonneau	151	22,4	6,8	0,0	85	420	20	12
Foie de dinde	136	22,0	10,0	0,7	-	-	-	-
Oie	362	16,0	33,0	0,2	85	420	20	10
Foie d'oie	180	17,0	10,0	5,5	140	230	-	10
Pigeon	108	22,0	2,0	0,5	78	-	20	17
Poule	302	18,0	25,0	0,0	78	300	19	14
Poulet	145	20,8	6,8	0,0	83	356	37	12
Foie de poulet	135	22,0	4,0	2,5	85	179	13	12

VIANDES - ABATS - CHARCUTERIE

Pour 100 g d'aliments	Nombre de calories Kcal	en g			en mg			
		Protides	Lipides	Glucides	Sodium	Potassium	Magnésium	Calcium
❑ **CHARCUTE-RIES**								
Andouillette	319	23,0	25,0	0,0	718	-	22	18
Bacon	191	14,3	15,3	0,0	1680	250	20	12
Boudin blanc	291	11,1	27,0	0,9	2640	122	-	25
Boudin noir	304	45,5	13,3	0,6	1260	38	7	7
Cervelas	294	34,8	16,9	0,8	1260	300	11	9
Chair à saucisses	400	14,0	38,0	-	-	-	-	6
Fromage de tête	446	21,9	39,3	1,2	-	-	-	-
Galantine	239	43,0	7,0	-	-	-	-	-
Gélatine	335	86,0	0,1	0,0	-	-	-	-
Jambon cuit	302	22,0	22,0	0,0	965	270	24	15
Mortadelle	265	19,0	21,0	0,6	668	207	9	12
Pâté de foie	441	14,9	37,3	4,0	738	173	15	14

VIANDES - ABATS - CHARCUTERIE

Pour 100 g d'aliments	Nombre de calories Kcal	Protides (en g)	Lipides (en g)	Glucides (en g)	Sodium (en mg)	Potassium (en mg)	Magnésium (en mg)	Calcium (en mg)
Pied de porc	253	18,3	20,0	0,0	64	270	20	15
Rillettes	601	22,0	57,0	0,0	1130	-	20	19
Salami allemand	519	17,8	44,2	0,0	1260	300	-	20
Salami français	411	24,0	35,0	0,0	1260	300	-	15
Saucisse de Bologne	221	15,0	16,0	0,0	-	-	-	9
Saucisse de Francfort	306	12,5	27,6	1,8	780	180	9	8
Saucisse de Strasbourg	301	15,0	25,4	3,1	980	200	9	14
Saucisse de Vienne	215	15,0	16,0	-	-	-	-	-
Saucisson d'Arles	559	25,0	51,0	0,0	-	300	-	16

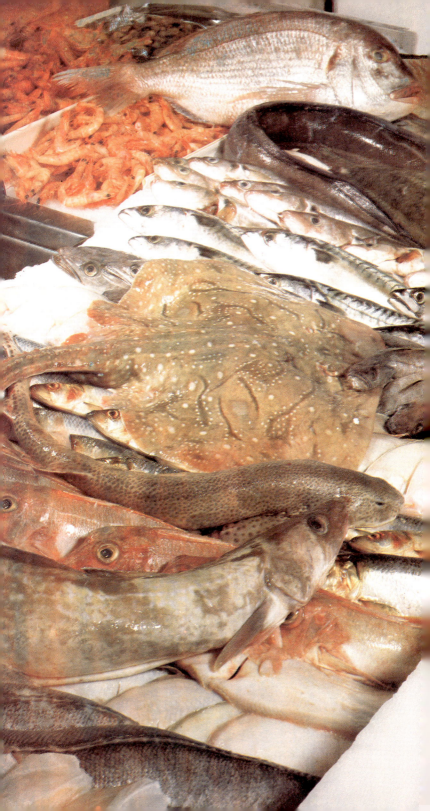

POISSONS ET AUTRES ANIMAUX A SANG FROID

Pour 100 g d'aliments	Nombre de calories Kcal	en g			en mg			Calcium
		Protides	Lipides	Glucides	Sodium	Potassium	Magnésium	
❑ **POISSONS DE MER**								
Anchois en conserve	189	18,0	13,0	0,0	1550	-	-	18
Bar	91	20,0	1,2	0,0	-	-	-	-
Cabillaud	76	17,4	0,7	0,0	90	356	25	24
Carrelet	65	15,0	0,6	0,0	120	270	24	37
Colin	86	17,0	2,0	0,0	89	274	20	64
Congre	144	20,0	3,0	0,0	100	340	30	30
Dorade (daurade)	77	17,0	1,0	0,0	100	300	26	33
Eiglefin (aiglefin)	71	17,0	0,3	0,0	116	314	26	19
Eperlan	77	18,0	0,5	0,0	98	357	25	20
Flétan	119	18,5	5,0	0,0	56	340	24	10
Grondin	92	18,0	3,0	0,0	100	254	33	98

POISSONS ET AUTRES ANIMAUX A SANG FROID

Pour 100 g d'aliments	Nombre de calories Kcal	en g			en mg			
		Protides	Lipides	Glucides	Sodium	Potassium	Magnésium	Calcium
Haddock	79	18,0	0,1	0,0	125	314	26	23
Hareng	122	17,0	6	0,0	100	350	36	20
Hareng salé (Matjes)	267	16,0	22,6	0,0	1000	370	43	35
Hareng mariné	218	20,4	15,1	0,0	1030	370	12	38
Hareng fumé et salé	205	22,2	12,9	0,0	1400	370	35	43
Lieu	73	16,0	0,9	0,0	87	28	29	22,6
Limande	73	16,0	1,0	0,0	150	250	28	120
Maquereau	191	19,0	12,2	0,0	87	418	30	5
Merlan	69	16,0	0,6	0,0	61	300	30	45
Morue séchée	322	75,0	2,5	0,0	-	-	-	-
Plie	76	17,1	0,8	0,0	120	311	22	20
Raie	89	20,0	1	0,0	75	240	24	20

POISSONS ET AUTRES ANIMAUX A SANG FROID

Pour 100 g d'aliments	Nombre de calories Kcal	en g			en mg			
		Protides	Lipides	Glucides	Sodium	Potassium	Magnésium	Calcium
Rascasse Saint-Pierre	73	16,0	0,9	0,0	87	200	28	22
Rouget barbet	141	19,6	6,9	0,0	81	300	32	26
Rouget grondin	99	18,0	3,0	0,0	128	315	31	95
Sardine fraîche	154	19,4	8,5	0,0	100	375	24	20
Sardine en conserve sans huile	202	25,7	11,0	0,0	505	397	28	20
Sole	73	16,0	1,0	0,0	150	250	28	120
Thon frais	225	27,0	13,0	0,0	43	300	24	5
Thon au naturel	111	25,0	1,2	0,0	425	325	23	7
Thon à l'huile	271	22,8	20,0	0,0	420	343	28	7
Turbot	81	16,4	1,7	0,0	114	290	20	20

POISSONS ET AUTRES ANIMAUX A SANG FROID

Pour 100 g d'aliments	Nombre de calories Kcal	en g			en mg			
		Protides	Lipides	Glucides	Sodium	Potassium	Magnésium	Calcium
POISSONS D'EAU DOUCE								
Anguille fraîche	281	15,0	24,5	0,0	80	270	20	18
Anguille fumée	328	18,6	27,8	0,0	800	235	18	19
Brème	100	16,0	4,0	0,0	113	280	27	35
Brochet	78	18,0	0,5	0,0	70	300	30	20
Carpe	104	17,0	9,0	0,0	100	306	15	30
Gardon	112	19,0	4,0	0,0	-	-	-	-
Gougeon	62	12,0	1,5	0,0	-	-	-	-
Esturgeon	125	20,0	5,0	0,0	100	230	18	40
Lamproie	177	15,0	13,0	0,0	-	-	-	-
Perche	81	18,4	0,8	0,0	100	330	27	20
Sandre	83	19,2	0,7	0,0	81	300	18	27

POISSONS ET AUTRES ANIMAUX A SANG FROID

Pour 100 g d'aliments	Nombre de calories Kcal	en g			en mg			
		Protides	Lipides	Glucides	Sodium	Potassium	Magnésium	Calcium
Saumon frais	206	20,0	14,0	0,0	98	371	29	13
Saumon en conserve au naturel	191	20,3	12,2	0,0	570	300	30	67
Saumon fumé	185	25,4	9,3	0,0	648	398	32	19
Tanche	75	18,0	0,4	0,0	67	300	24	20
Truite commune	102	19,5	2,7	0,0	88	380	27	19

❏ **MOLLUSQUES, COQUILLAGES, CRUSTACES**

Pour 100 g d'aliments	Nombre de calories Kcal	Protides	Lipides	Glucides	Sodium	Potassium	Magnésium	Calcium
Bigorneau noir	101	20,0	2,3	0,0	-	-	-	-
Buccin bouilli	94	17,6	2,6	0,0	266	211	414	165
Clovisse	53	11,0	0,9	0,0	-	43	50	127
Coque cuite	47	10,0	0,3	1,0	-	43	50	125
Coquille Saint-Jacques	70	15,0	0,5	3,5	270	480	38	26

POISSONS ET AUTRES ANIMAUX A SANG FROID

Pour 100 g d'aliments	Nombre de calories Kcal	en g			en mg			
		Protides	Lipides	Glucides	Sodium	Potassium	Magnésium	Calcium
Crabe frais	85	16,0	1,6	0,6	370	250	30	30
Crabe en conserve	101	17,0	3,0	1,3	1000	110	48	30
Crabe bouilli	121	19,0	5,0	0,0	440	270	48	30
Crevette cuite	80	18,1	0,8	0,0	1400	260	42	63
Crevette en conserve	82	18,7	0,9	0,0	1400	220	40	60
Ecrevisse	69	15,0	0,5	1,0	253	254	-	43
Escargot	67	15,0	0,8	0,0	-	-	250	170
Encornet	84	16,4	0,9	0,0	163	180	45	12
Homard frais	86	16,2	1,9	1,0	300	260	22	61
Homard en conserve	87	18,4	1,3	0,4	-	-	18	65
Huître	70	10,0	1,8	3,4	290	250	42	70
Moule	63	9,6	1,4	3,1	296	315	23	90
Palourde	168	18,0	10,0	1,5	-	-	-	-

POISSONS ET AUTRES ANIMAUX A SANG FROID

Pour 100 g d'aliments	Nombre de calories Kcal	en g			en mg			
		Protides	Lipides	Glucides	Sodium	Potassium	Magnésium	Calcium
❑ **GRENOUILLE** (cuisses)	68	16,4	0,3	0,0	55	308	23	18
❑ **OEUFS DE POISSON**								
Oeufs d'alose	128	21,0	3,8	2,6	-	-	-	-
Caviar d'Iran	262	26,5	15,5	4,6	1940	410	22	51
Caviar de Russie	213	24,0	13,0	2,0	1940	410	22	51
Caviar d'Astrakan	297	34,0	17,0	2,0	1940	410	22	51
Caviar de France	241	29,0	13,0	2,0	1940	410	22	51
❑ **FARINE DE POISSON**								
Moyenne	318	64,0	6,8	-	-	600	300	4000

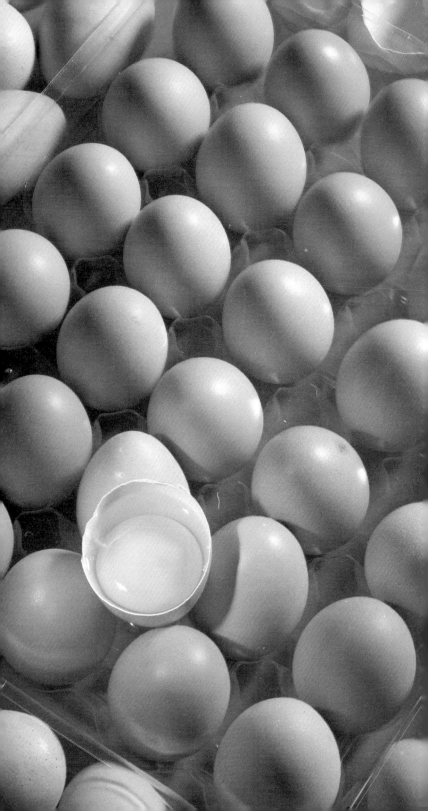

OEUFS

Pour 100 g d'aliments	Nombre de calories Kcal	en g			en mg			
		Protides	Lipides	Glucides	Sodium	Potassium	Magnésium	Calcium
Oeuf de poule entier	162	13,0	12,0	0,6	130	140	11	55
Blanc d'œuf	51	10,9	-	0,8	146	150	9	9
Jaune d'œuf	368	16,0	38,5	0,6	52	116	16	141
Oeuf en poudre entier	570	46,0	42,0	2,1	455	350	38	192
Blanc d'œuf en poudre	398	86,0	-	6,3	-	-	-	42
Jaune d'œuf en poudre	693	31,0	61,0	1,3	-	-	-	282
Oeuf de cane	184	13,0	14,4	0,7	100	150	11	63
Oeuf de cane la pièce (60 g.)	102	7,0	8,0	0,4	-	-	-	-
Oeuf de dinde	167	13,0	12,0	1,7	-	-	-	-
Oeuf d'oie	183	14,0	14,0	0,3	-	-	-	-

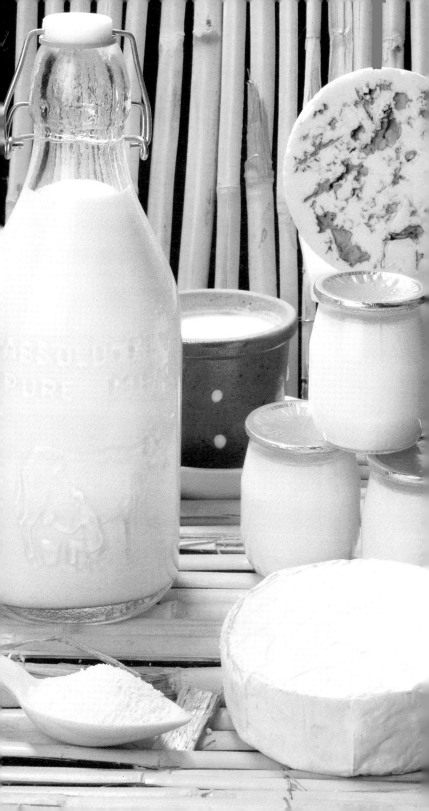

LAITS ET DERIVES

Pour 100 g d'aliments	Nombre de calories Kcal	en g			en mg			
		Protides	Lipides	Glucides	Sodium	Potassium	Magnésium	Calcium
Lait de femme (moyenne)	76	1,2	5,0	7,7	17	51	35	34
Lait de vache entier	67	3,3	3,8	4,7	77	143	13	137
Lait de vache demi-écrémé	50	3,5	1,7	5,0	68	162	13	135
Lait de vache écrémé	35	3,5	0,1	5,0	65	200	14	130
Petit lait (lacto-serum)	26	0,9	0,2	5,1	22	54	-	50
Lait condensé non sucré	149	7,5	8,6	10,4	95	260	-	243
Lait condensé sucré	337	9,1	9,4	53,9	140	340	-	273
Lait entier en poudre	490	25,4	26,4	37,5	395	1120	100	949
Lait écrémé en poudre	373	38,0	1,0	53,0	450	1240	111	1300
Lait demi-écrémé et sucré	428	20,0	12,0	60,0	-	-	-	-
Lait d'ânesse	44	1,7	1,1	6,6	-	-	-	-
Lait de brebis	96	5,3	6,5	4,3	60	190	15	230

LAITS ET DERIVES

Pour 100 g d'aliments	Nombre de calories Kcal	en g			en mg			
		Protides	Lipides	Glucides	Sodium	Potassium	Magnésium	Calcium
Lait de buflesse	128	5,3	9,0	4,0	38	99	16	200
Lait de chamelle	67	3,5	4,2	3,8	20	110	20	140
Lait de chèvre	72	3,9	4,5	4,6	70	150	20	146
Lait de jument	48	2,2	1,6	6,0	15	80	15	100
Lait de renne	238	4,8	19,7	4,8	-	-	-	-

❑ **LAITS FERMENTES - CREMES**

Yoghourt	45	3,4	1,5	-	63	155	12	140
Kéfir	44	3,8	2,0	2,7	-	-	-	-
Crème	298	3,0	30,0	4,0	18	60	10	97
Crème à 10 %	119	2,2	10,9	3,0	54	-	4	63
Crème à 20 %	212	2,4	21,2	3,2	42	62	6	79

LAITS ET DERIVES

Pour 100 g d'aliments	Nombre de calories Kcal	en g			en mg			
		Protides	Lipides	Glucides	Sodium	Potassium	Magnésium	Calcium
Yaourt aux fruits	98	4,0	1,5	17,0	45	-	13	125
Yaourt au lait écrémé	36	3,6	0,1	5,0	53	-	14	121
❑ BEURRE ET SOUS - PRODUITS								
Beurre	761	0,8	84,0	0,5	22	12	2	20
Babeurre	35	3,5	0,5	4,0	58	145	16	106
Beurre allégé (moyenne)	417	8,3	41,5	2,6	225	-	4	15
Beurre salé	740	0,4	82,0	traces	870	15	2	15

LAITS ET DERIVES

Pour 100 g d'aliments	Nombre de calories Kcal	en g			en mg			
		Protides	Lipides	Glucides	Sodium	Potassium	Magnésium	Calcium
☐ FROMAGES FRAIS								
Fromage blanc à 40 %	160	11,1	11,4	32,0	34	82	10	95
Fromage blanc à 30 %	130	8,0	7,0	4,0	229	85	40	162
Fromage blanc à 20 %	76	5,0	4,0	5,0	70	80	15	145
Fromage blanc à 0 %	34	3,5	0,0	5,0	45	75	13	130
Fromage blanc en faisselle	48	8,0	0,0	4,0	229	85	40	162
Petit suisse à 60 %	212	10,0	18,0	2,6	37	190	40	100
Petit suisse à 40 %	140	10,0	9,8	2,6	37	190	40	100
Petit suisse à 20 %	98	10,0	5,2	2,6	37	190	40	100
Demi-sel	186	13,0	13,5	3,0	500	100	11	120

LAITS ET DERIVES

Pour 100 g d'aliments	Nombre de calories Kcal	en g			en mg			
		Protides	Lipides	Glucides	Sodium	Potassium	Magnésium	Calcium
❑ **FROMAGES A PATE MOLLE**								
Brie	263	17,0	20,9	1,6	1170	150	17	400
Camembert 45 %	293	17,0	22,3	2,0	975	110	17	400
Camembert 50 %	326	21,0	26,1	2,2	900	95	17	570
Coulommiers	279	15,0	22,0	4,8	-	-	-	205
Livarot	357	31,0	22,0	8,0	750	150	40	715
Pont-l'Evêque	329	23,0	25,0	3,0	1200	200	40	365
Munster	322	21,0	24,0	5,3	1020	135	40	335
❑ **FROMAGES A PATE DEMI-DURE**								
Saint-Paulin	373	24,0	29,0	2,0	1200	200	40	650
Cantal	387	23,0	30,0	5,8	1100	180	40	780

LAITS ET DERIVES

Pour 100 g d'aliments	Nombre de calories Kcal	en g			en mg			
		Protides	Lipides	Glucides	Sodium	Potassium	Magnésium	Calcium
Edam	297	24,8	21,0	2,5	855	105	30	750
Gouda	358	24,2	27,7	3,0	825	100	27	775
Chester	401	25,4	32,2	2,3	675	100	37	810
Emmental	415	28,0	33,0	1,5	1200	105	35	1020
Gruyère	398	29,0	29,7	1,5	1200	200	40	1010
Parmesan	383	35,6	25,8	2,0	705	130	45	1290
Comté	396	30,0	30,0	1,5	1200	200	40	900

❑ **FROMAGES A MOISISSURE**

Bleu de Bresse	360	21,1	29,8	1,8	500	140	40	525
Roquefort	405	23,0	35,0	2,0	700	150	40	650
Bleu danois	360	21,1	29,8	1,8	500	140	40	525

LAITS ET DERIVES

Pour 100 g d'aliments	Nombre de calories Kcal	en g			en mg			
		Protides	Lipides	Glucides	Sodium	Potassium	Magnésium	Calcium
Stilton	366	21,3	30,4	1,9	1260	115	35	590
Gorgonzola	386	19,0	34,0	1,0	500	125	30	600
❏ **FROMAGE DE CHEVRE**	320	22,0	19,5	15,0	500	150	30	190
❏ **FROMAGES FONDUS**								
Gras 60-70 % M.G.	327	13,2	30,0	1,0	1010	65	48	355
Demi-gras 50-55 % M.G.	296	14,4	26,0	1,0	1260	65	30	547
Maigre 40-45 % M.G.	273	14,4	23,6	1,0	1260	180	30	547
Boursin	413	10,0	41,0	1,0	500	140	40	900

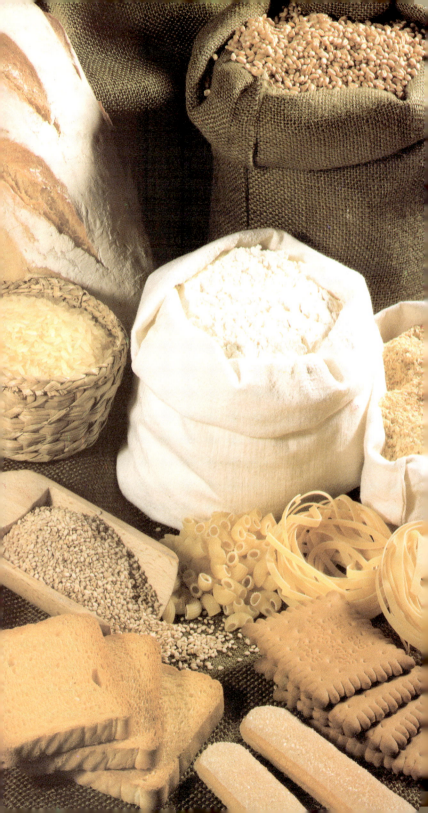

CÉRÉALES ET DÉRIVÉS

Pour 100 g d'aliments	Nombre de calories Kcal	en g			en mg			
		Protides	Lipides	Glucides	Sodium	Potassium	Magnésium	Calcium
FARINES								
Avoine	353	12,0	5,0	65,0	2,0	431	130	53
Blé extraction 80-85 %	348	10,3	1,0	74,4	2,0	211	73	22
Blé complet	345	12,1	2,1	69,4	2,0	290	94	41
Maïs	349	9,5	3,5	70,0	0,7	300	84	16
Maïs complet	359	10,5	5,0	68,0	2,0	315	93	21
Orge	344	11,5	2,0	72,0	-	-	37	28
Riz	355	7,5	0,5	78,0	-	-	-	10
Sarrasin complet	321	11,7	2,7	70,0	1,0	680	-	90
Sarrasin tx 70 %	352	6,4	1,2	79,0	-	-	-	30
Seigle (bise)	350	11,0	1,9	72,0	2,0	412	92	54
PAIN								
Blé complet	213	8,8	1,2	41,8	520	270	92	54
Blé bis (gris)	231	8,0	2,2	44,7	250	210	75	20

CÉRÉALES ET DÉRIVÉS

Pour 100 g d'aliments	Nombre de calories Kcal	en g			en mg			
		Protides	Lipides	Glucides	Sodium	Potassium	Magnésium	Calcium
Blé blanc	255	7,0	0,8	55,0	500	100	30	20
Baguette	254	7,0	0,8	54,7	520	130	30	20
Seigle	241	7,0	1,0	51,0	-	151	39	24
Mie	233	8,0	1,7	50,0	650	300	90	50
Azyme	255	7,0	0,8	55,0	500	100	30	20
Orge	246	6,4	1,0	52,7	220	100	7	22

❑ **GRAINS**

Pour 100 g d'aliments	Nombre de calories Kcal	Protides	Lipides	Glucides	Sodium	Potassium	Magnésium	Calcium
Riz complet	352	8,0	1,4	77,0	9	213	113	45
Riz poli	354	7,6	1,7	77,0	4	120	28	10
Millet	342	11,0	4,2	65,0	-	290	167	30
Orge	330	11,0	2,0	67,0	-	500	160	60
Orge perlé	356	8,5	1,1	78,0	-	200	50	18

CEREALES ET DERIVES

Pour 100 g d'aliments	Nombre de calories Kcal	en g			en mg			
		Protides	Lipides	Glucides	Sodium	Potassium	Magnésium	Calcium
Sarrasin	290	10,5	2,3	60,0	-	150	220	90
Seigle	335	11,0	1,8	69,0	-	453	130	60
Blé tendre	332	10,5	1,5	69,0	12	450	140	40
Blé dur	332	12,5	1,5	67,0	12	450	140	40
Sorgho	339	10,6	3,4	66,5	-	-	-	39
Flocons d'avoine	367	14,0	5,0	66,5	2	404	148	53
Flocons de maïs (corn-flakes)	368	8,6	1,6	85,1	1160	150	14	10
Fécule de maïs (maïzena)	353	0,3	0,1	87,8	4	300	2	traces

❏ **GERMES**

de blé	382	25,2	10,0	47,7	-	780	400	90
de maïs	407	13,0	21,7	40,0	-	770	550	68
d'orge	369	28,6	7,6	46,6	-	-	227	284

CEREALES ET DERIVES

Pour 100 g d'aliments	Nombre de calories Kcal	Protides	Lipides	Glucides	Sodium	Potassium	Magnésium	Calcium
		en g			en mg			
de luzerne	329	20,0	9,0	47,0	-	-	310	1750
SEMOULE ET PATES								
Semoule de blé	362	10,3	1,2	77,5	12	112	32	10
Pâtes crues	375	12,8	1,4	76,5	12	115	33	10
Pâtes cuites	149	5,1	0,6	30,2	570	80	12	9
BISCOTTES ET DERIVES								
Biscotte de blé	362	10,0	2,5	75,0	263	250	16	42
Knäckebrot	330	11,5	1,8	67,0	600	500	68	55
Pumpernickel (pain noir)	256	9,0	0,9	53,0	370	454	71	64
Bretzel	361	8,8	3,2	74,2	1550	130	-	12
Pain d'épices de blé	354	8,5	3,0	72,5	250	200	16	40

CEREALES ET DERIVES

Pour 100 g d'aliments	Nombre de calories Kcal	en g			en mg			
		Protides	Lipides	Glucides	Sodium	Potassium	Magnésium	Calcium
Croissant	382	5,0	18,0	47,0	500	112	-	10
Brioche	261	7,0	5,0	47,0	500	100	-	10

❏ **PRODUITS DE PATISSERIE ET DE BISCUITERIE**

Petit beurre	427	8,2	10,0	76,0	385	139	23	47
Biscuit à la cuillère	399	7,0	7,0	77,0	236	100	15	40
Boudoir	388	6,0	4,0	82,0	70	100	-	400
Macaron	452	7,0	16,0	70,0	50	150	-	10
Biscuit Champagne	393	6,0	5,0	81,0	60	-	-	10
Madeleine	490	5,5	24,0	63,0	400	200	-	10
Sablé	455	5,8	15,0	75,0	300	150	-	10

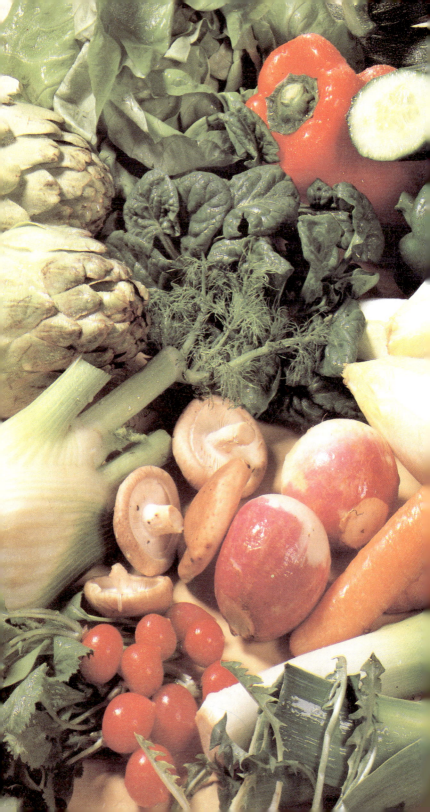

LEGUMES FRAIS ET DERIVES

Pour 100 g d'aliments	Nombre de calories Kcal	en g			en mg			
		Protides	Lipides	Glucides	Sodium	Potassium	Magnésium	Calcium
Ail frais	138	6,0	0,1	28,1	32	515	36	38
Algue marine	239	12,0	2,5	42,0	5000	7500	2500	4000
Artichaut	40	2,0	0,1	7,5	43	430	26	50
Asperge	26	2,2	0,2	3,9	3	200	11	21
Asperge cuite	25	2,4	0,2	3,6	5	180	9	20
Asperge en conserve	24	1,9	0,3	3,4	355	200	9	19
Aubergine	27	1,2	0,2	5,1	10	205	11	13
Bette	33	2,0	0,6	5,0	135	550	65	110
Betterave rouge	41	1,5	0,1	8,4	77	500	23	61
Betterave rouge cuite	42	1,5	0,1	8,5	48	-	-	21
Carotte	42	1,2	0,3	9,0	50	300	15	39
Carotte en conserve	26	0,5	0,4	5,0	280	110	5	22
Céleri feuille	20	1,3	0,2	3,7	100	290	25	60
Céleri rave	46	2,0	0,3	8,7	100	320	12	60
Cerfeuil	65	3,6	0,5	11,5	-	-	-	-

LEGUMES FRAIS ET DERIVES

Pour 100 g d'aliments	Nombre de calories Kcal	Protides (en g)	Lipides (en g)	Glucides (en g)	Sodium (en mg)	Potassium (en mg)	Magnésium (en mg)	Calcium (en mg)
Champignon	29	4,4	0,2	2,2	10	500	13	12
Champignon en conserve	22	2,0	0,2	3,0	320	150	15	7
Champignon sauvage (moyenne)	32	8,0	0,4	4,9	5	500	15	25
Cèpe	39	9,0	0,4	5,9	6	486	16	25
Chanterelle	22	8,0	0,5	2,8	3	507	14	25
Chicorée frisée	20	1,8	0,3	3,0	10	300	13	86
Chou	28	1,4	0,2	4,3	8	350	27	200
Chou brocoli	34	2,5	0,2	5,5	10	336	24	100
Choucroute	27	2,7	0,2	4,2	-	140	-	36
Chou de Bruxelles	54	4,0	0,7	8,0	10	375	30	30
Chou-fleur	27	2,7	0,2	4,2	13	300	24	25
Chou navet	34	1,2	0,1	7,0	5	250	15	50
Chou rave	40	1,1	0,1	8,8	-	-	29	60
Chou rouge	20	1,7	traces	3,5	32	302	17	53
Chou vert	24	1,3	0,2	4,6	20	420	13	49

LEGUMES FRAIS ET DERIVES

Pour 100 g d'aliments	Nombre de calories Kcal	en g			en mg			
		Protides	Lipides	Glucides	Sodium	Potassium	Magnésium	Calcium
Ciboulette	39	0,9	0,2	8,4	15	132	32	80
Concombre	12	0,7	0,1	2,0	12	140	9	10
Cornichon en conserve	10	0,5	0,2	2,0	1350	200	12	17
Courge	31	1,3	0,2	4,7	3	400	10	21
Courgette	17	1,2	0,1	3,0	1	160	17	28
Cresson	21	1,7	0,3	3,0	7,5	300	25	211
Echalote	75	1,3	0,2	17,0	-	150	12	25
Endive	15	1,0	0,1	2,4	7	400	13	18
Epinard	26	3,2	0,3	3,7	71	500	88	93
Fenouil	28	1,9	0,2	4,8	-	-	-	-
Fève	64	5,4	0,3	10,0	5	-	31	19
Haricot vert	32	1,9	0,2	6,1	7	260	32	56
Laitue	14	1,2	0,2	2,0	15	300	13	45
Macédoine de légumes en conserve	64	3,2	0,3	12,2	53	205	32	25
Mâche	36	2,5	0,5	5,3	-	-	13	23

LEGUMES FRAIS ET DERIVES

Pour 100 g d'aliments	Nombre de calories Kcal	en g			en mg			
		Protides	Lipides	Glucides	Sodium	Potassium	Magnésium	Calcium
Navet	35	1,1	0,2	7,0	57	280	10	246
Oignon	47	1,4	0,2	10,0	7	180	16	32
Ortie	57	5,5	0,7	7,1	-	-	-	-
Oseille	25	2,6	0,5	2,6	20	400	46	43
Persil	55	3,7	1,0	8,0	30	800	30	200
Pissenlit	48	2,7	0,7	8,0	76	446	36	150
Poireau	42	2,0	0,4	7,5	50	300	18	60
Petit pois	92	6,0	0,4	16,0	4	315	42	26
Poivron	22	1,2	0,2	3,8	6,5	186	12	11
Pomme de terre crue	76	2,1	0,1	16,6	3	500	22	7
P. de terre flocons	335	7,0	0,7	80,0	550	1190	48	30
P. de terre frites	399	5,0	19,0	52,0	15	900	37	15
P. de terre chips	544	6,7	37,0	50,0	0,8	410	32	30
Potiron	31	1,3	0,2	4,7	3	400	10	21
Pourpier	15	1,9	0,3	1,1	30	800	151	95

LEGUMES FRAIS ET DERIVES

Pour 100 g d'aliments	Nombre de calories Kcal	en g			en mg			
		Protides	Lipides	Glucides	Sodium	Potassium	Magnésium	Calcium
Radis	21	1,1	0,1	3,9	30	322	15	25
Raifort	62	3,0	0,2	12,0	20	500	37	110
Salsifis	77	4,0	1,2	12,5	5	115	24	40
Scarole	25	4,0	0,3	1,5	10	390	13	80
Tomate	23	0,9	0,1	4,7	10	300	20	10
Tomate en conserve	22	1,0	0,2	3,9	150	270	25	6
Tomate en jus	21	1,0	0,2	3,8	300	260	9	7
Topinambour	80	1,9	0,2	17,0	-	300	20	27

❑ **LEGUMES EXOTIQUES**

Pour 100 g d'aliments	Nombre de calories Kcal	Protides	Lipides	Glucides	Sodium	Potassium	Magnésium	Calcium
Baobab fruit	173	2,0	0,5	40,0	-	-	-	220
Chou chinois	12	1,1	0,1	1,8	-	-	-	79
Gingembre racine	60	1,8	1,5	9,8	-	-	-	-
Igname	102	2,1	0,1	23,0	30	225	50	24
Patate douce	110	1,8	0,2	25,0	13	390	25	38
Piment vert	80	2,0	1,5	10,0	6	139	10	34
Piment rouge	92	2,5	2,5	15,0	6	139	10	35

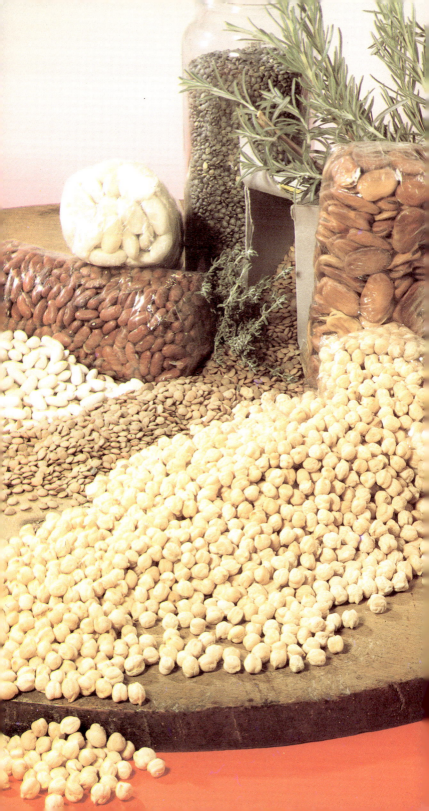

LEGUMES SECS ET DERIVES

Pour 100 g d'aliments	Nombre de calories Kcal	en g			en mg			
		Protides	Lipides	Glucides	Sodium	Potassium	Magnésium	Calcium
Fève	343	2,3	1,5	59,0	1	1213	159	148
Haricot blanc	340	22,3	1,6	57,0	7	1000	37	144
Haricot de Lima	330	19,0	1,5	60,0	6	1720	176	77
Haricot Mungo	344	23,0	1,4	60,0	4	1320	40	140
Lentille	340	24,7	1,1	56,2	30	-	80	79
Pois sec	330	23,0	1,7	56,0	40	930	130	60
Pois cassé	348	24,2	1,0	61,5	40	900	180	33
Pois chiche	360	20,5	4,8	56,0	32	-	26	150
Soja en grains	423	35,0	18,1	29,9	4	1895	238	254
Soja germé	57	6,0	1,4	5,0	-	-	-	50
Soja grains fermentés	154	17,0	1,1	9,0	-	-	-	100
Tournesol	535	27,0	43,0	20,0	-	-	-	-

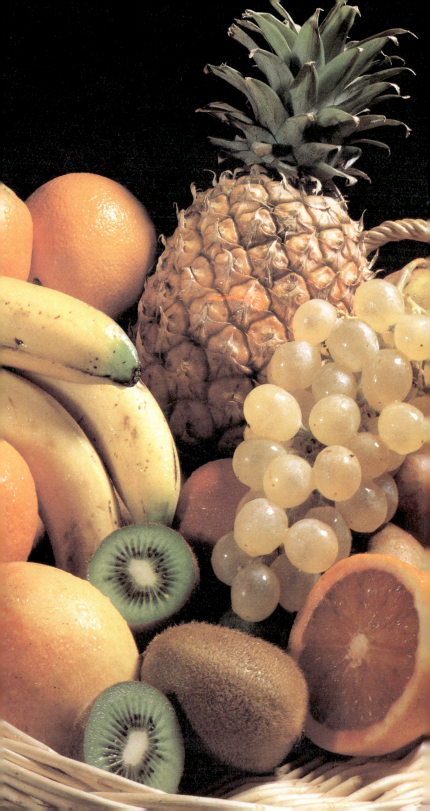

FRUITS

Pour 100 g d'aliments	Nombre de calories Kcal	en g			en mg			
		Protides	Lipides	Glucides	Sodium	Potassium	Magnésium	Calcium
Abricot frais	50	0,8	0,2	11,2	2	278	9	16
Abricot sec	277	4,6	0,4	63,4	26	1370	62	67
Abricot en conserve sucré	88	0,6	0,1	21,0	2	250	7	9
Airelle fraîche	25	0,2	0,4	5,0	3	320	20	56
Airelle en conserve sucrée	126	0,3	0,5	30,0	3	180	5	12
Ananas frais	51	0,5	0,2	12,0	2	250	11	12
Ananas en conserve sucré	96	0,4	0,2	23,0	2	120	8	20
Banane fraîche	90	1,4	0,5	20,0	3	380	35	11
Banane séchée	292	4,2	1,2	66,0	-	-	-	-
Cassis frais	60	0,9	-	14,0	9	1140	105	21
Cerise douce	77	1,2	0,5	17,0	3	250	12	18
Cerise aigre	56	0,9	0,5	12,0	3	250	12	18
Cerise en conserve	53	0,2	0,6	12,0	3	180	10	12

FRUITS

Pour 100 g d'aliments	Nombre de calories Kcal	Protides (en g)	Lipides (en g)	Glucides (en g)	Sodium (en mg)	Potassium (en mg)	Magnésium (en mg)	Calcium (en mg)
Citron frais	40	0,8	0,6	7,8	6	160	12	11
Cocktail de fruits en conserve sucrés	78	0,4	0,3	18,2	5	160	8	9
Coing	44	0,4	0,3	9,8	3	203	6	10
Cynorrhodon	116	4,0	-	25,0	-	-	-	-
Datte fraîche	165	2,0	1,0	37,0	5	350	63	34
Datte sèche	306	2,2	0,6	73,0	1	650	63	71
Figue fraîche	74	1,1	0,3	16,6	3	238	21	46
Figue sèche	305	4,2	1,3	69,1	40	1010	70	126
Fraise fraîche	36	0,7	0,5	7,0	12	160	3	17
Fraise en conserve sucrée	113	0,5	0,2	27,3	7	107	7	20
Framboise fraîche	40	1,0	0,6	8,0	3	210	22	45
Framboise en conserve sucrée	95	0,6	0,3	22,5	7	100	13	18
Groseille blanche	45	1,3	0,1	9,8	2	290	9	22

FRUITS

Pour 100 g d'aliments	Nombre de calories Kcal	en g			en mg			
		Protides	Lipides	Glucides	Sodium	Potassium	Magnésium	Calcium
Groseille rouge	41	1,1	0,2	8,6	2	290	13	19
Groseille à maquereau	30	1,0	0,5	5,0	3	213	7	15
Kiwi	42	0,7	0,4	9,0	3	210	7	15
Mandarine	52	0,7	0,3	11,6	5	250	11	33
Melon	31	0,8	0,2	6,5	19	-	15	18
Mirabelle	45	0,7	0,2	10,0	2	230	15	12
Mûre sauvage	37	0,9	0,9	6,2	3	190	25	18
Mûre de culture	57	1,0	0,6	12,0	2	257	15	36
Myrtille	69	0,6	0,6	15,3	1	90	3	10
Nectarine	64	0,7	0,1	15,0	9	268	12	4
Orange	50	0,5	0,1	11,7	3	200	13	31
Pamplemousse	41	0,6	0,2	9,2	2	230	11	19
Pastèque	25	0,4	0,2	5,3	4	158	8	5
Pêche	50	0,6	0,1	11,6	3	260	9	4

FRUITS

Pour 100 g d'aliments	Nombre de calories Kcal	en g			en mg			
		Protides	Lipides	Glucides	Sodium	Potassium	Magnésium	Calcium
Pêche séchée	281	3,3	0,6	65,5	16	1340	54	42
Poire	61	0,4	0,4	14,0	3	130	7	12
Poire en conserve sucrée	79	0,4	0,1	19,0	2	130	8	8
Poire séchée	271	1,8	1,8	62,0	13	585	31	40
Pomme	52	0,3	0,3	12,0	2	120	5	6
Pomme en compote sucrée	83	0,3	0,2	19,8	0,3	55	5	4
Pomme séchée	282	1,4	1,9	65,0	10	576	24	24
Prune	50	0,8	0,2	11,2	3	221	10	11
Prune en conserve sucrée	84	0,4	0,1	20,3	5	150	5	10
Pruneau	290	2,3	0,4	70,0	10	950	40	45
Raisin frais	81	1,0	1,0	17,0	2	198	10	20
Raisin sec	311	1,1	0,1	76,5	31	860	36	31
Rhubarbe	19	0,6	0,1	3,8	5	300	16	51

FRUITS

Pour 100 g d'aliments	Nombre de calories Kcal	en g			en mg			
		Protides	Lipides	Glucides	Sodium	Potassium	Magnésium	Calcium
FRUITS EXOTIQUES								
Avocat	167	2,1	16,4	4,7	4	680	45	10
Cerise des Antilles	50	0,3	0,1	12,0	125	150	100	30
Kaki	42	0,7	0,4	9,0	3	210	7	15
Litchi	68	0,7	0,1	16,0	4	150	14	25
Mangoustan	62	0,4	0,1	15,0	-	133	31	29
Mangue	64	0,4	0,2	15,0	-	175	17	17
Nèfle	98	0,4	0,4	23,0	6	250	11	30
Papaye	44	0,2	0,6	10,0	3	211	40	21
Passiflore	100	2,8	-	22,0	28	348	38	14
Goyave	76	0,7	0,6	17,0	4	390	20	15
Grenade	66	0,3	0,1	16,0	7	379	3	11

FRUITS

Pour 100 g d'aliments	Nombre de calories Kcal	en g			en mg			
		Protides	Lipides	Glucides	Sodium	Potassium	Magnésium	Calcium
Jujube	135	1,2	0,3	32,0	-	-	-	-
Limette	51	0,6	0,1	12,0	20	400	10	40
Loganberry	63	1,0	0,6	14,0	3	257	25	35
❑ **FRUITS OLEAGINEUX**								
Amande sèche	620	20,0	54,0	17,0	4	800	254	254
Amande fraîche	350	13,0	26,0	15,0	-	-	-	-
Arachide sèche (cacahuète)	560	23,0	40,0	26,0	3	740	180	12
Arachide grillée	636	26,9	48,7	22,6	120	690	178	74
Beurre arachide	610	28,0	47,0	18,0	120	790	178	55
Châtaigne fraîche	207	3,7	2,3	42,8	4	470	41	11
Châtaigne sèche	371	7,4	5,0	73,0	37	986	74	74
Noisette	656	14,0	60,0	15,0	3	600	150	200

FRUITS

Pour 100 g d'aliments	Nombre de calories Kcal	en g			en mg			
		Protides	Lipides	Glucides	Sodium	Potassium	Magnésium	Calcium
Noix	677	15,0	62,2	14,3	2	544	129	82
Noix de cajou	612	19,0	48,0	26,0	15	552	267	46
Noix du Brésil	676	16,0	64,0	9,0	1,5	600	225	176
Noix de coco fraîche	370	4,0	35,0	10,0	20	370	35	21
Noix de coco sèche	630	6,0	60,0	16,0	35	651	62	40
Olive verte	207	0,8	20,0	6,0	128	1520	2	105
Olive noire	156	1,6	15,0	3,5	132	1520	5	85
Olive en saumure	123	12,5	11,0	5,0	2400	1526	22	61
Pignon (grain de pin)	670	21,5	60,0	20,0	-	-	-	-
Pistache fraîche	638	4,0	54,5	15,2	5	972	58	131
Marrons en purée	199	0,9	2,6	38,0	7	40	-	31

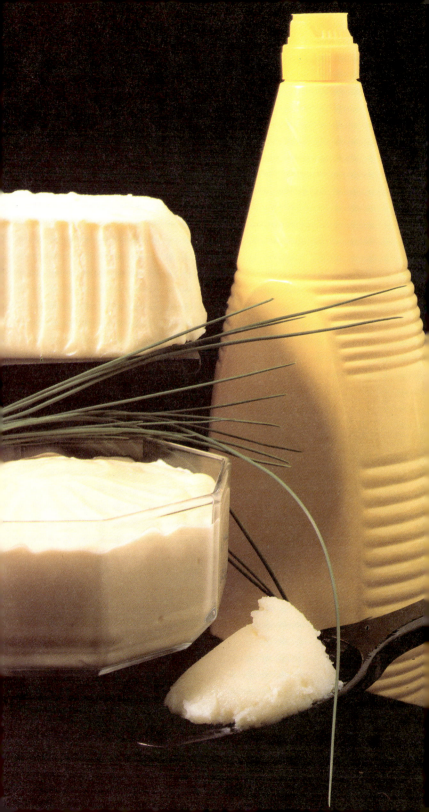

LES CORPS GRAS

Pour 100 g d'aliments	Nombre de calories Kcal	en g		
		Protides	Lipides	Glucides
Beurre	761	0,8	84	0,5
Huile végétale	900	0,0	100	0,0
Végétaline	900	0,0	100	0,0
Margarine	741	0,4	82	0,4
Saindoux	850	0,0	94	0,0
Mayonnaise	729	1,5	79	3,0
Mayonnaise industrielle	408	0,1	39,5	13,0

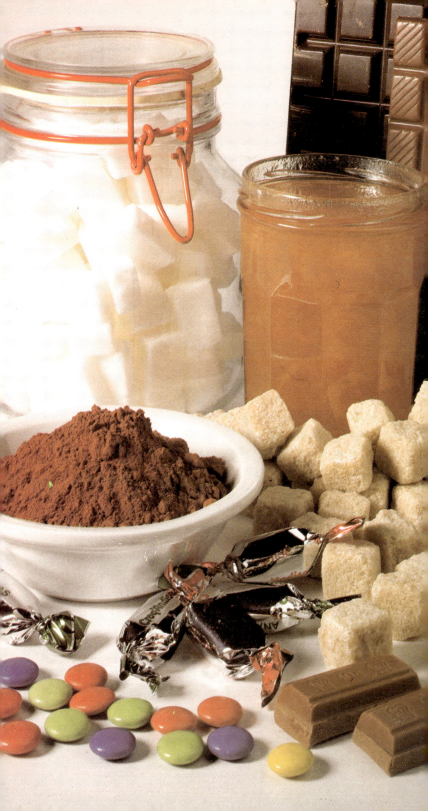

SUCRES ET DERIVES

Pour 100 g d'aliments	Nombre de calories Kcal	Protides	Lipides	Glucides
		en g		
Confiture	280	0,5	0,1	70,0
Gelée	260	0,2	0,1	65,0
Mélasse	249	2,0	0,0	60,0
Bonbons	378	0,8	0,1	94,0
Bonbons au chocolat	309	7,2	1,6	66,4
Cacao non sucré	315	18,5	21,7	11,5
Cacao en poudre sucré	484	16,8	23,7	44,0
Caramel	445	2,5	15,0	75,0
Chocolat au lait	557	7,6	33,7	55,6
Praliné	460	4,1	18,8	73,3
Chocolat fondant	544	2,0	31,9	62,1
Chocolat blanc	565	9,2	33,1	57,6
Massepain	487	8,0	25,0	57,4
Miel	300	0,5	0,2	75,0
Sucre raffiné	384	traces	0,0	96,0
Sucre non raffiné	398	0,0	0,0	95,5
Sorbet	134	0,9	1,2	30,8

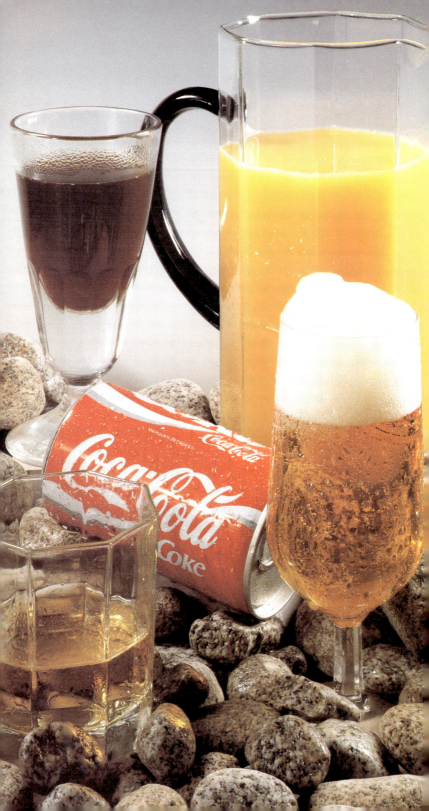

BOISSONS

Pour environ 10 cl d'aliments	Nombre de calories Kcal	Protides	Lipides	Glucides
			en g	
Bière blonde allemande	29	0,2	0,0	1,5
Bière blonde Pils	34	0,5	0,0	3,8
Bière blonde de luxe	46	0,5	0,0	4,0
Bière brune	46	0,4	0,0	5,0
Café noir	5	0,3	0,1	0,7
Cidre brut	49	0,0	0,0	2,0
Cidre doux	40	0,0	0,0	5,0
Campari	160	0,0	0,0	12,0
Cinzano	180	0,0	0,0	24,0
Coca-cola	44	0,0	0,0	11,0
Cognac	243	0,0	0,0	0,0
Eau-de-vie	280	0,0	0,0	0,0

BOISSONS

Pour environ 10 cl d'aliments	Nombre de calories Kcal	Protides	Lipides	Glucides
Ginger ale	32	0,0	0,0	8,0
Limonade	48	0,0	0,0	12,0
Pastis	285	0,0	0,0	0,0
Porto, vin doux	169	0,3	0,0	14,0
Ricard	252	0,0	0,0	0,0
Rhum, gin	245	0,0	0,0	0,0
Schweppes	48	0,0	0,0	12,0
Soda	44	0,0	0,0	11,0
Sirop de fruits	112	0,1	0,0	30,0
Vin blanc à 10°	72	0,0	0,0	4,0
Vin rouge à 10°	57	0,0	0,0	0,2
Vin rouge à 12°	67	0,0	0,0	0,2
Whisky	252	0,0	0,0	0,0

(en g)

BOISSONS

Pour environ 10 cl d'aliments	Nombre de calories Kcal	en g			en mg			
		Protides	Lipides	Glucides	Sodium	Potassium	Magnésium	Calcium
❑ **JUS DE FRUITS**								
Ananas	51	0,3	0,1	12,0	1	140	12	12
Cassis	58	0,5	0,0	14,0	-	-	-	-
Citron	39	0,3	0,2	9,0	3	135	8	12
Framboise	33	0,4	-	8,0	6	140	18	29
Groseille	41	0,3	-	10,0	6	185	10	21
Mûre	33	0,3	-	8,0	-	-	-	-
Orange	50	0,5	0,1	11,7	2	180	12	11
Pamplemousse	42	0,5	0,1	10,0	2	129	7	10
Passiflore	77	1,2	-	18,0	-	-	-	-
Pêche	53	0,2	-	13,0	-	-	-	-
Pomme	53	0,1	0,1	13,0	5	150	4	3
Raisin	68	0,1	0,2	16,6	10	7	148	5

DIVERS

Pour 100 g d'aliments	Nombre de calories Kcal	en g		
		Protides	Lipides	Glucides
Ketchup	96	2,0	0,4	21,0
Moutarde	135	6,2	10,4	3,5
Oignon blanc	31	0,5	0,1	7,0
Levure de boulanger	99	11,3	0,4	12,4
Levure de bière sèche	324	41,0	1,8	35,8

Aliments riches en vitamine C en mg/100 g.

de 200 à 100 mg.

persil	200
cassis	180
navet	139
oseille, cresson	124
poivron	120
estragon	120
chou vert	120
fenouil	100
piment	100

de 100 à 50 mg.

chou de Bruxelles, chou rouge	75
citron	65
fraise	60
orange	60
chou-fleur	60
cerfeuil	60
épinard, mâche	50

Aliments riches en provitamine A en mg/100 g.

de 11 à 5 mg.

oseille	11
carotte	2 à 10
épinard	2 à 9
navet	7
abricot	1 à 7
cerfeuil	6,2
pissenlit	6
persil	5

de 5 à 2 mg.

abricot sec	4
brugnon	2
jaune d'œuf	2
scarole	2

de 2 à 0,5 mg.

chicorée	1,8
chou rouge	1,5
pêche séchée	1,2
laitue	1,0
œuf	0,6
beurre	0,5

Aliments riches en vitamine A en mg/100 g.

de 200 à 50 mg.

huile de flétan	200
huile de foie de morue	180
huile de foie de thon	150
foie de dinde	33

de 15 à 2 mg.

foie de bœuf	7 à 12
foie de poulet	7
foie de veau	5

de 1 à 0,01 mg.

poisson	1 à 0,02
œuf entier	0,3
beurre	0,6
fromage	0,1 à 0,06
huître	0,1
laitue	0,015

Teneur en vitamine D en mg/100 g.

huile de flétan — 100 à 50 mg.

de 25 à 5 mg.

huile de carpe	25
huile de foie de maquereau	5
huile de thon	5 à 15

de 1 à 0,1 mg.

huile de foie de saumon	1,00
huile de foie de morue	0,60
anguille	0,11

de 0,04 à 0,002 mg.

sardine	0,0400
thon	0,0250
maquereau	0,0150
hareng	0,0060
beurre	0,0025
œuf	0,0020
foie de poulet	0,0020

Teneur en vitamine E en mg/100 g.

de 150 à 20 mg.

huile de germe de blé	133,0
huile de tournesol	48,7
germe de blé	27,0
huile de palme	25,6
margarine	25,0
noisette et amande sèches	20,0

de 20 à 5 mg.

huile de colza	18,4
germe de maïs et d'orge	15,0
huile d'arachide	13,0
soja	11,0
soja sec	8,5
arachide fraîche	8,1
thon	6,3
huile d'olive	5,1

de 5 à 1 mg.

mûre	3,5
avocat	3,2
asperge	2,5
épinard	2,0
persil	1,8
beurre	1,5
cervelle	1,2
œuf, fromage	1,0
crème fraîche	1,0
tomate, chou	1,0
cassis	1,0
farine de blé complète	1,0

Aliments riches en fer en mg/100 g.

plus de 10 mg.

clovisse	26
moule	24
boudin cuit	20
foie de porc	15
foie d'agneau	10
foie de bœuf	10
persil	10

de 10 à 5 mg.

fève	9,0
foie de lapin	7,9
pois chiche	7,2
rognon de bœuf	7,0
lentille	6,0
jaune d'œuf	6,0
huître	5,5
foie de veau	5,0
noix de cajou	5,0

de 4 à 2 mg.

amande séchée	4,5
noisette séchée	4,5
épinard	4,0
farine de blé complète	4,0
noix de coco sèche	3,6
pruneau	3,4
pissenlit	3,2
raisin sec	3,3
œuf entier	2,3
figue et noix sèches	2,0
pain de seigle	2,0
viande	2,0

Aliments riches en magnésium en mg/100 g.

algue marine	2 500
germe de maïs	550
buccin bouilli	414
cacao en poudre	410
germe de blé	400
pois cassé sec	300
amande sèche	253
escargot	250
germe d'orge	227
noix du Brésil	225
arachide	178
noisette	150
flocon d'avoine	148
haricot blanc sec	140
grain de maïs	120
figue sèche	77
farine de blé	73
aubergine	65

Aliments riches en iode en mg/100 g.

algue marine	700,00
farine de poisson	0,10
ail frais	0,09
farine de maïs	0,08
thon frais	0,08
hareng frais	0,07
ananas frais	0,03
groseille verte	0,02
mûre fraîche	0,01
pruneau	0,01

Teneur en acide urique des aliments en mg/100 g.

ris de veau	990
sardine	360
rognons	290
foie de veau	200
hareng	195
cervelle	175
pigeon	165
truite, carpe	165
langue de bœuf	145
saucisse de foie	130
saumon	125
viande de porc	115
viande de veau	114
cabillaud	110
viande de bœuf	110
canard, oie	90
poulet	80
viande de mouton	75
jambon	70
épinard	70
légumineuses	50

Teneur en cholestérol des aliments en mg/100 g.

cervelle de veau	1 810
jaune d'œuf	1 560
rognons de mouton ou de veau	400
rognons de porc	365
foie de porc	340
foie de veau	314
foie de bœuf	265
beurre	260
ris de veau	225
fromage	100 à 50
crème	124
poulet	90 à 100
veau	84
merlan	77
bœuf	67
poisson	60 à 70

PETIT LEXIQUE

Acide aminé : élément de base des matières azotées. Les protéines se composent essentiellement d'acides aminés.

Acide aminé indispensable ou essentiel : huit acides aminés sont indispensables à l'homme. Ils doivent lui être fournis dans des proportions harmonieuses.

Acides gras : éléments de base des matières grasses (lipides). Certains d'entre eux sont saturés et stables à la chaleur et d'autres sont insaturés et instables.

Acides gras essentiels : trois acides gras sont essentiels, acide linoléique, acide linolénique, acide arachidonique. On les trouve surtout dans les graisses végétales et les céréales complètes. Ils sont très instables à la chaleur.

Calorie : unité de chaleur, correspond à la quantité de chaleur nécessaire pour élever de 1°, un litre d'eau à 15°C. Officiellement la calorie est remplacée par le joule.

Glucides : substances composées de sucres et de molécules apparentées. Ce sont des sucres simples (glucose), des sucres complexes (saccharose), de l'amidon et de la cellulose.

Lipides : ensemble de matières grasses.

Métabolisme : ensemble de transformations chimiques et physico-chimiques qui s'accomplissent dans tous les tissus de l'organisme.

Nutriment : constituants élémentaires d'un aliment : acides aminés, acides gras, sucre, vitamines, éléments minéraux. Ce sont des substances qui sont utilisables par l'organisme pour couvrir ses besoins.

Parasitose : affections provoquées par la présence de parasites.

Protéines : constituant majeur des matières azotées. Les protéines vraies sont des chaines d'acides aminés.

Provitamine : substance apparentée à une vitamine susceptible d'être convertie en vitamines par l'organisme.

Tanins : tanin provenant des fruits et des feuilles (substance d'origine végétale) et entrant dans la composition de certains alcools.

Vitamine : substance indispensable au bon fonctionnement de l'organisme, apportée en petite quantité par l'alimentation.

TABLE DES MATIERES

	Pages
Introduction	3

QUELQUES PRINCIPES DIETETIQUES — 5

Tableaux :

- Apports nutritifs de l'homme adulte — 10
- Apports nutritifs de la femme adulte — 11
- Apports nutritifs de l'adolescent (garçon) — 12
- Apports nutritifs de l'adolescent (fille) — 13
- Apports nutritifs de l'enfant — 14
- Apports nutritifs des personnes âgées — 15

Quels aliments choisir ? — 19

TABLEAUX DE COMPOSITION DES ALIMENTS — 24

Viandes - abats - charcuterie	27
Poissons et autres animaux à sang froid	37
Oeufs	45
Laits et dérivés	47
Céréales et dérivés	55
Légumes frais et dérivés	61
Légumes secs et dérivés	67
Fruits	69
Les corps gras	77
Sucres et dérivés	79
Boissons	81
Divers	84

Richesse des aliments — 85

Lexique — 96